皮肤病中医特色适宜技术操作规范丛书

足部皮肤病修治疗法

主　审｜段逸群

总主编｜杨志波　李领娥
　　　　刘　巧　刘红霞

主　编｜曹　毅　罗宏宾

U0206400

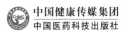

中国健康传媒集团
中国医药科技出版社

内 容 提 要

本书分为基础篇、技法篇、临床篇三个部分。基础篇主要介绍了足病皮肤病修治疗法的历史源流、理论基础及研究进展；技法篇介绍了修治疗法的器具、操作方法、注意事项和意外处理等；临床篇重点介绍了5种足部皮肤病的治疗。适合临床中医、中西医结合皮肤科医生及基层医务工作者参考使用。

图书在版编目（CIP）数据

足部皮肤病修治疗法 / 曹毅，罗宏宾主编 . — 北京：中国医药科技出版社，2018.10

（皮肤病中医特色适宜技术操作规范丛书）

ISBN 978-7-5214-0494-4

Ⅰ . ①足… Ⅱ . ①曹… ②罗… Ⅲ . ①足—皮肤病—炮制—技术操作规程 Ⅳ . ① R283-65

中国版本图书馆 CIP 数据核字（2018）第 223196 号

美术编辑 陈君杞
版式设计 锋尚设计

出版 **中国健康传媒集团 | 中国医药科技出版社**
地址 北京市海淀区文慧园北路甲 22 号
邮编 100082
电话 发行：010-62227427 邮购：010-62236938
网址 www.cmstp.com
规格 880×1230mm $^1/_{32}$
印张 1$^5/_8$
字数 29 千字
版次 2018 年 10 月第 1 版
印次 2024 年 1 月第 3 次印刷
印刷 三河市万龙印装有限公司
经销 全国各地新华书店
书号 ISBN 978-7-5214-0494-4
定价 15.00 元

皮肤病中医特色适宜技术操作规范丛书

编委会

——•——

主　审	段逸群	
总主编	杨志波　李领娥　刘　巧　刘红霞	
编　委	（按姓氏笔画排序）	

刁庆春　闫小宁　杨素清　李　斌

李元文　李红毅　李铁男　李祥林

张理涛　陈达灿　周冬梅　赵玉珍

曹　毅　曾宪玉　谭　城

秘　书　张金芳　肖月园　李　欣

本书编委会

主　　编　曹　毅　罗宏宾

副主编　陶茂灿　马丽俐　李园园　吴亚平

编　　委　（按姓氏笔画排序）

　　　　　　王友力　方一妙　许经纶　邢凤玲

　　　　　　孟泽彬　赵竞宜　姬　程　程凯丽

　　　　　　傅宏阳

秘　　书　罗宏宾

中医药是一个伟大的宝库，中医特色疗法是其瑰宝之一，几千年来，为广大劳动人民的身体健康做出了巨大的贡献。皮肤病常见、多发，然而许多发病原因不清，机制不明；对于皮肤病的治疗，西医诸多方法，疗效不显，不良反应不少，费用不菲。中医特色疗法具有简、便、廉、效等特点，受到了皮肤科医生和广大患者的欢迎。为了进一步开展中医特色疗法在皮肤病方面的运用，中华中医药学会皮肤科分会在总会领导的关心和帮助下，在中国医药科技出版社的大力支持下，精心组织全国中医皮肤科知名专家、教授编写了本套《皮肤病中医特色适宜技术操作规范丛书》，其目的就是规范皮肤病中医特色疗法，提高临床疗效，推动中医皮肤病诊疗技术的发展，造福于皮肤病患者。

本套丛书按皮肤科临床上常用的17种特色疗法分

为17个分册，每分册包括基础篇、技法篇、临床篇，文字编写力求简明、扼要、实用，配以图片，图文并茂，通俗易懂。各分册附有视频，以二维码形式承载，阐述其技术要领、操作步骤、适应证、禁忌证及注意事项，扫码观看，一目了然，更易于掌握。本丛书适合临床中医、中西医结合皮肤科医生及基层医务工作者参考使用。

本套丛书的编写难免有疏漏不足之处，欢迎各位同道提出宝贵意见，以便再版完善。

杨志波

2018年8月2日于长沙

　　足部皮肤病修治疗法在我国有着悠久的历史，是我国劳动人民在长期实践中创造出来的一项整修足趾、治疗足病的中医外治技术。从传统浴池业修脚工人到现代医者，结合现代医学，逐步形成从"修"发展为"修治"的规范化修脚疗法。

　　随着社会生产的发展，"足部皮肤病修治"逐渐成为一个专一的行业，到了清朝，由于重视"整足"，为修脚技术的发展提供了良好的条件，如清朝光绪年间河北郝清和著《五言杂字》，就有"修脚剜鸡眼"一说，说明当时修治技术已经广为足病患者服务了。当代著名医者张自模教授在皮肤科引进了修治技术，并重新整理了修治疗法刀具，为足部皮肤病修治疗法在医院的推广奠定了基础，随着修治技术的发展，多位医者将修治疗法作为足部皮肤病常规诊疗手段，使这项传统技术得以发展推广。为更好的传承并利用此传统技术服务广大足部皮肤病患者，我们总结前人及临床实践经验，依据中医临床诊疗技术操作标准，编写此书。

皮肤病中医外治源远流长。在生产力低下的远古时代，由于皮肤易受损伤和外治简便易行，所以皮肤病中医外治是医疗中最早出现，而且最被重视的。社会发展到现代，人们逐渐认识到"皮肤病"在当前已经不仅仅是一个健康问题，同时关系到生活质量，且了解到"内治"对脏器所造成损伤的严重性，因此对于"中医外治"的需求日益增加，今后的发展亦不可限量。本书承古拓新，将内容分为基础篇、技法篇、临床篇三部分。基础篇主要介绍足部皮肤病修治疗法的历史沿革及治疗皮肤病的作用机制与功效、足部皮肤病的研究进展；技法篇以《脚病修治疗法》为依据，对修治疗法从修治工具与用途、修治工具如何保护、修治疗法体位、握足的方法、持刀法以及适应证、禁忌证、注意事项、意外处理几个方面详细介绍足部皮肤病修治疗法的各种相关问题；临床篇主要介绍5种有代表性的足部皮肤病，治疗方法相似的病种，择其要者进行介绍。每一疾病分为定义、病因病机、诊断要点、辨证论治、按语、注意事项六部分；定义部分主要对疾病主要病因、临床表现、中西医病名进行概述；病因病机部分主要对疾病的中医病因病机进行介绍；诊断要点主要包括疾病的发病特点；辨证论治分处方、操作要点；按语部分总结疾病发病病原因及修治疗法适应病证等方面；注意事项阐述疾病如何预防。

中医薪火，贵在传承，传承之道，继承与发扬。对于足部皮肤病修治疗法，须传承，亦须剔除糟粕，融入现代元素，与时俱进。总的来说，每一位中医人应当究其一生不断充实学习中医药文化，才能源源不断储备先哲的知识，从而具备合理正确传承中医学术与技术的能力，方可彰显中华文化之魅力。囿于笔者学识及文献占有量，疏漏之处，在所难免，希冀同道多多指正。

编者

2018年6月

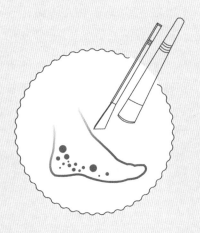

目录

1

基础篇

第一节　历史沿革

足部皮肤病修治疗法又称"修脚疗法"，是一种治疗常见足部皮肤病的具有传统特色的民间疗法，具有历史悠久、简便廉验的技术特点。"修脚"一词最早见于《外科启玄》，上海称"扦脚"，四川称为"刮脚"，长期以来在民间得到广泛应用；随着临床的推广应用，逐步形成独特的理论和技术体系，足病学作为新兴的学科，受到越来越多医护人员的重视。

一、古代史

中医外科学其理论学说的形成，始于春秋战国时期，鼎盛于明代，强调整体观念，重视外治疗法，修治疗法在其中也可看到一些端倪。

在《黄帝内经》中就有很多外科治疗方面的论述，如《黄帝内经·异法方宜论》中有："东方鱼盐地，其民食鱼而嗜咸……其病皆为痈疽，其治宜砭石……"《诸病源候论·四肢病》中记载："手足爪甲际皮剥起，谓之逆胪（倒刺）。"对甲周病的成因、治疗有了系统的论述。公元1170年，东轩居士所著《卫济宝书》下卷记载了很多医疗器械的发明创造，如灸板、消息子、炼刀、竹刀、小钩、钩刀等。发展至明代，申斗垣《外科启玄》第七卷嵌指的治疗中载有："嵌甲者，非气血不和而生，因靴鞋短窄或踢蹴，故甲内长瘀肉，时时流水，痛不可忍，百治不愈，庸医不识，误认指瘑，上药罔效，须令修脚人修去肉甲，上生肌散即愈。"对嵌甲的病因及修治进行了具体的规范。到了清代，由于重视"整足"，修治已成为一个专门的行业，在光绪年间的河北定兴郝清和所著的《五言杂字》中有"修脚剜鸡眼"的文字记载。

二、近代史

在清代中叶至民国时期，西学东渐，中医外科学受到较大冲击，修治疗法流落民间。

修治疗法大多以师传口授形式传承，并因地域和传统习惯的差异，分为两类、四派。

两类：

❶ 一类是因生活所迫，经熟人介绍拜师学艺。

❷ 另一类是具有一定文化程度的医承关系。

四派：

❶ 一是江湖郎中派。

❷ 二是以北京修脚为代表的，包括华北、东北地区的"东北派"。

❸ 三是以扬州修脚为代表的，涵盖长江下游及广大南方地区的"江苏派"。

❹ 四是以济南修脚为中心的"山东派"。

其中"扬州修脚"以"扬州三把刀"驰名海内外，其特点是技艺精湛、健身除病，发展形式从开始的街头摆摊、单干，到现在的全国连锁，从区域发展到遍布全国，工具从原来的方扁铲发展为专门定制的钢刀，自成一体。

三、现代史

由于临床治疗的需要，足部皮肤病修治疗法因其简便廉验的特点被再次引入医院。

1962年，浙江温州医学院附属医院皮肤科主任张自模教授吸收民间修脚技术，首次在皮肤科开展了足部皮肤病修治疗法，并整理出版了《脚病修治疗法》一书，创新了修治疗法刀具，形成了比较系统的理论和临床操作规范，培训了来自全国20多个省份的皮肤科医护人员，为修治疗法在医院的推广奠定了基础。华山医院杨国亮教授编著《皮肤病学》时，邀请张教授撰写了修治疗法章节，修治疗法终于登堂入室，重回医学殿堂。20世纪80年代北京中医院吉良晨教授，在医院内开设了足部皮肤病治疗室，把足部皮肤病修治技术引进医院，结合西医的手术和麻醉技术，扩大了足部皮肤病修治范围。我院在20世纪80年代末设立了专病门诊，现已形成了集修治、艾灸、足浴、手术及现代光电技术结合的新的修治疗法。

经过全国同行的共同努力，足部皮肤病修治疗法既有在医院的广泛运用、总结，先后出版了《常见脚病修治技术》《常见脚病医术》等多本学术专著；也在民间得到健康发展，惠及广大百姓。

第二节　治疗皮肤病作用机制及功效

修治疗法是利用修足刀，破坏性去除病变组织或赘生物的方法，是一项简单易行的医疗技术。临床主要用于跖疣、鸡眼、胼胝、掌跖角化病等角质过度增生性疾病及嵌甲、甲周纤维瘤等高出皮面的赘生物体。选择不同的刀具，采用不同的技法，配合其他治疗方法，可以发挥不同的治疗作用。

直接治疗作用

在角质增生过度疾病方面，修治疗法可以直接去除坚硬的角质增生块，钝性分离深在性角质栓或皮下囊肿；在嵌甲及甲周赘高出皮面赘生物的治疗，修治疗法可以直接去除嵌入甲沟部位的甲板和高出皮面的赘生物。修治疗法的作用直接、见效快，可迅速缓解疼痛症状。

方便药物吸收

修治疗法主要是通过片去病变部位增生的角质，配合局部药物外用，可使药物更好的作用于病变部位，提高药物疗效。

减少其他外治疗法的不良反应

直接的冷冻或激光疗法，均有不同程度疼痛，必须经过水肿、水疱及溃疡等反应过程，影响日常生活，患者依从性较差。应用修治疗法，可以直接暴露病变部位，减少冷冻、激光灯治疗的局部损伤，缩短疗程，提高临床疗效。

第三节　足部皮肤病研究进展

一、中医基础研究进展

鸡眼、胼胝等足部皮肤病，是由于外伤及长期劳损等导致足部局部脉络受损，血行瘀阻而发病，属物理性足部皮肤病。故其好发于行走较多者如学生、战士等；此外，年老者多气血亏虚、脉络易损，故亦好发。故《素问·调经论》曰："血气不和，百病乃变化而生。"

跖疣属病毒感染性足部皮肤病，中医学文献中称之为"足瘊""牛程蹇"。多由风热邪毒搏于肌肤而生；或怒动肝火，肝旺血燥，筋气不荣，肌肤不润，局部气血凝滞所致。《外科正宗》言："枯筋箭乃忧郁伤肝，肝无荣养，以致筋气外发。"

二、中医临床研究进展

鸡眼、胼胝等物理性足部皮肤病最初以修治为主，随着对此类疾病的认识不断深入，逐步形成内治外治结合的完整体系。内治以理气活血为大法，佐以疏通气机、除湿化痰、清热解毒之法，使气机通畅、血脉平和。外治则以修治为基础，结合活血润肤中药足浴、外敷等，以减轻足部皮肤干燥、角化为目的。

跖疣内治以活血软坚、清热解毒为主要治法，外治则以局部修治、配合药物腐蚀为主，随着中药足浴、温热疗法、针灸等疗法的广泛应用，逐步形成了从单一疗法到各类治疗手段综合运用的比较系统的技术规范。

三、西医基础研究进展

摩擦和压迫是物理性足病的主要诱因，如穿过紧的鞋、脚长期受到刺激和摩擦等。但本病好发于老年人，这与老年患者足弓塌陷，足部受力点发生变化及老年人步态的改变相关；其次，与老年患者激素水平下降，皮肤脂肪垫萎缩，对摩擦的耐受度减少有关。

跖疣是发生在足底部的寻常疣

多由人类乳头瘤病毒（HPV）感染引起，可以通过皮肤的微小破损自身接种传染。外伤或皮肤破损对HPV感染是一个重要的因素，但疣的病程与机体免疫有重要的关系。在免疫缺陷的患者中发现跖疣多发、易复发及病程持续情况，因此此跖疣的治疗也从单纯的去除疣体向提升患者免疫能力的综合治疗发展。

四、西医临床研究进展

物理性足部皮肤病治疗简便，但易于复发，尤其在糖尿病的患者中存在更大风险。因此在足部皮肤病修治的基础上，运用步态仪检测患者足部受力情况，3D打印提供个性化的足部支具、糖尿病足专用鞋等成为医患共同关注的话题。同时，活血润肤中药足浴及保湿润肤剂在足部的应用，已在临床得到了较好的推广。

跖疣治疗主要以破坏疣体、刺激局部或全身免疫反应为主要手段。治疗以局部治疗为主。常用冷冻、激光、手术等方法，但只是去除外生疣，不能解决亚临床感染问题，存在较高的复发率。因此针对难治性跖疣，免疫调节治疗成为综合治疗的重要环节。近年来，光动力治疗因其能减少复发率，成为难治性跖疣治疗的方法之一。

2

技法篇

第一节　修治工具及用途

修治工具是开展足部皮肤病修治必不可少的器械，每套工具一般共计11把，分为6种，片刀2把，轻刀2把，条刀2把，抢刀2把，有齿镊子1把，止血钳1把，小刮匙1把。

1. 片刀	片刀分为大片刀和小片刀。大片刀一般规格长16cm，宽2.5cm，刀身厚度23mm，刀刃宽2.4cm，刀尾部宽1.3cm，刀刃半圆弧形。主要用于治疗胼胝类疾病。小片刀一般刀长16cm，半圆弧形刀刃宽6mm，刀柄为圆形，刀柄至刀尾端直径3mm，主要用于去除鸡眼、跖疣等。在胼胝面积小而生长的位置不适于大片刀使用时可使用小片刀施术。
2. 轻刀	一般长15.5cm，宽0.6cm，口窄，使用轻便，用途较广。主要用于修治嵌甲、肥厚性甲癣、甲板增厚等。
3. 条刀	一般长16cm，宽0.3cm，口尖把圆，便于深入鸡眼深部修治及嵌甲的基底部，也可用于鸡眼合并肉刺分离用。
4. 抢刀	一般长15.5cm，宽1.5cm，厚而坚固，专用于去除过厚的指（趾）甲。
5. 有齿镊子	一般长12cm，尖端有齿，用于夹持角质增生块便于修治鸡眼和胼胝，也用于牵拉足部增生性肿块。
6. 止血钳	一般长11.5cm，可用于夹持角质增厚块及掌跖疣块状物等。
7. 小刮匙	一般长12.5cm，尖端呈匙状，柄长刮匙钝，用于掌跖疣的钝性剥离术，也用于刮除鸡眼合的肉刺。

在皮肤科临床常见的足部皮肤病主要是鸡眼、跖疣、嵌甲等，故在足部皮肤病修治临床应用中以片刀、轻刀为主。目前已经有易于清洗消毒的刀柄和适用于多种类型足病修治的一次性医用不锈钢刀头上市。巧妙的刀头与刀柄结合，为足部皮肤病修治中无菌操作奠定了基础，亦适应了新的时代行业发展。

第二节　修治工具的保护

修治疗法能够顺利开展，必须要有好用的修治工具，因此对修治工具要多加保护和爱惜，如果保护不当，则对治疗带来很大影响。下面介绍一下工具如何保护和磨刀的方法。

一、修治工具如何保护

1. 工具使用前后要注意轻拿轻放，修足刀放置时要有一定的间隔，避免相互碰撞，以免损坏刀口。刀子使用完毕要集中逐一分包消毒。

2. 在治疗中，手持刀时，用力要均匀，如进刀时遇到阻力，则应立即出刀，重新进刀，以免损坏刀刃。

3. 修足刀应经常用磨刀石磨好备用，以保持刀刃锋利，便于修治疗法顺利开展。

二、磨刀的方法

刀具磨得合适与否直接关系到治疗效果和工具的使用年限，所以必须掌握正确的磨刀方法。所用的磨刀石要细腻，磨面平坦。

磨刀的方法

用右手拇指和食指捏着刀身，中指屈曲于刀身之下，用中指第二指关节托着刀身。磨刀时手腕要平稳、准确，用力需柔和一致，因各种修足刀的形状不同，因而磨刀的方法也不尽相同。

第三节　修治疗法体位

修治疗法施行时体位一般分为卧姿和坐姿两种。这两种姿势均以医患双方舒适、便于施术为准。

一、卧姿

适合于各种类型的足病患者。如修治足跖前部的足病，则采取平卧位，足跟与诊疗床垂直呈90度角，医生坐于患者患足近诊查床处，以左手拇指压于患者脚趾趾腹部，其余四指握于趾背，将各趾向趾背弯曲，以便足跖部皮肤绷紧。如果修治右足，则以虎口紧握患者小趾腓侧缘部；修治左足，则以虎口紧握蹞趾胫侧缘部。修治时医生需要带一次性橡胶手套，以保护双手免受交叉感染。

如修治足跟或足后部的足病，患者可采取侧卧位，修治右足则左侧卧位或俯卧位，患者下肢半屈曲，右下肢伸直或略微屈曲，足趾端与诊疗床平行侧放；修治左足则相反之，医生左手拇指、食指两指要紧压于病变皮肤两侧，便于皮肤绷紧。

二、坐姿

适用于青壮年患者，患者端坐于医生前方的方凳上，两手支撑于方凳两侧，也可坐于诊疗床上。如修治足跖前部，足弓部的脚病，则患者足跟放在方凳侧，或者放在外科换药用的支脚架上，足部与凳侧呈90度角，或放于诊疗床上医生手持脚的方法同卧姿。修治足跟部的疾病患者取侧坐位，修治左足向右侧坐，修治右足向左侧坐，医生手的持脚方法同卧姿。

第四节　握足的方法

修治疗法的操作，主要是运用修治医生的双手，右手持刀施术，左手则掌握患足。握足方法的正确、合适与否，对顺利进行修治疗法关系密切，应正确、灵活掌握。根据足病部位的不同可有不同的方法。但不论哪一种，其目的都在于将患部皮肤绷紧，病变的部位突出，便于修治为原则。

一、足跖前部、足弓、足跟部

修治足跖前部、足弓、足跟部的足部皮肤病，采取的握足方法同修治疗法体位中所述。

二、趾背部

修治趾背足部皮肤病，握足的方法以医生左手拇指按压于该趾的甲板上，并要用力将趾向下压，食指按在同趾的第一趾关节皮肤上，并向下压之。

三、趾部

修治趾部脚病，如趾尖、趾间的鸡眼或跖疣等足病，按不同部位可采用分开脚趾的方法，其方法有左手拇指、食指、双指分开法及捏法等。

❶ 拇指法：食指和中指置于患趾左邻趾的后部，用力往左下方按压，患者右方的趾腹顶压在医生虎口部，拇指用力分开患趾往右上方推。此法适用于修治趾缝左侧的鸡眼、跖疣等足部皮肤病。

❷ 食指法：以拇指和中指捏紧患趾左邻趾的前部，向左侧分开，将食指顶在左侧患趾右邻趾的前上端，向右推。此法适用于修治

趾缝中间的鸡眼或跖疣等足病。

❸ 双指法：食指按压在患趾左邻趾中间，往左分开，用拇指顶在患趾右邻趾趾腹近胫侧缘，用中指顶在患趾右邻趾的根部，同时用力向右推，此法也适用于修治趾缝中间的鸡眼或跖疣等足部皮肤病。

❹ 捏法：修治各种趾、指甲病及趾背鸡眼等，都要用捏法。医生用手指将患趾捏住，便于顺利修治。常用的是返捏法。就是医生左手拇指和食指分别捏在患趾左、右两侧，往下把持并用力捏紧，同时拇指、食指要捏于患趾甲床水平面以下部分，以免修治时损伤医生手指。此捏法适用于修治各种趾、指甲病，嵌甲以及趾背鸡眼等。

第五节　修治疗法持刀法

修治足病，主要在于运用手部的力量，持刀时要求有力、灵活，进刀要稳、准、轻、快。而持刀的正确与否对于修治足病的效果有很大关系，所以必须正确掌握和反复练习，便于顺利治疗足病。由于修足刀有几种，各种刀的持刀法又不尽相同。

一、捏刀

这种持刀法多用于持片刀、轻刀、条刀。医生以拇指、中指捏住刀身中下端，中指距离刀口约2cm，并捏紧刀身，食指弯曲呈弓形，置于拇指、中指之后，并轻压于朝上的刀侧缘部，刀身上端紧贴在右手虎口。使用腕关节的正腕、反腕之力，以食指灵活用力按照不同方向进刀修治。

二、逼刀

这种持刀法，多用于持抡刀。医生以右手中指屈侧部贴于刀身之下，并与刀身平行，托住刀身，使刀身平卧。拇指压于刀身之上，拇指、中指二指紧托住刀身，食指第一指关节弯曲呈90度角，以末节指腹中部紧压在抡刀刀身上端。

第六节 适应证和禁忌证

修治疗法是借助修足工具及一定的药物来治疗足病疾病，实践证明能够有效治疗皮肤科十多种疾病，最常见且最有效地适应证有鸡眼、跖疣、胼胝、嵌甲、甲沟炎等。

修治疗法治疗足病具有疗效好、见效快、安全性高等优点，但对于部分特殊人群，尽量避免修治。如患有各种严重出血的患者；急性传染病、高热、多脏器衰竭的患者；妊娠期妇女；有精神疾患者；对治疗期望过高者；足部皮肤恶性肿瘤者。

第七节　注意事项

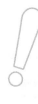

- 加强院内感染管理，注意消毒及包扎，做到"一人一刀一垫"，以免继发感染。

- 在切开角质层增厚边缘部分时，应平行稍倾斜方向进刀（不大于15度），避免垂直进刀，以免开始时就损伤正常组织，从而引起疼痛和出血。对于跖疣修治更不宜太深，引起出血较难止血。

- 在鸡眼、胼胝等施术中一定要严格沿着"青线"进刀，逐步深入，从而病变组织能得以全部去除。

- 在施术中，不小心损伤组织引起出血时不要惊慌，可用消毒纱布或棉球压迫止血，或把血迹擦干后，于损伤出血处放止血镇痛粉少许，则达到立即止血，可继续进行修足。

- 去除病变组织时，尽量不要残留，否则易于复发。

- 在操作中应机动灵活地应用片刀、条刀、轻刀等。

- 外敷鸡眼散时，敷药范围必须较病变部位大些，如跖疣虽然底面小，但向内嵌入真皮部分大，太小会有残留，则治疗不彻底，易引起复发。

第八节　意外处理

修治疗法施术时，有时因操作不够熟练或患者配合欠佳，可能发生一些意外的事故。如果遇到这些情况时，患者和医生都不必惊慌，通过一些适当的方法及时处理，就可得到妥善的解决。

一、出血

因操作不够熟练，如修治鸡眼、胼胝等不应引起出血的，但因为用力过猛或进刀过深，损伤了真皮上部的乳头层毛细血管，引起进刀的刀口出血。

> **凡是这种意外出血的，可经过以下方法处理。** 出血少的可用消毒干棉球或棉花签擦干血液并压迫片刻，即可止血；如出血较多时，可用棉球擦干血液，再放上一小片明胶海绵止血，或取止血镇痛粉少许，在擦干血迹后，立即将此粉用棉花签蘸后压在出血处，即可止血。

二、晕刀

在修治足病进刀前，要做好患者思想工作，使患者了解本疗法的特点，消除不必要的顾虑和恐慌心理。但有些患者，由于第一次接受修治疗法，思想紧张，情绪激动，看到修足刀后因害怕会引起疼痛及出血，或身体虚弱，而在进刀当时或进刀之后，突然出现心慌、头晕、出冷汗、恶心或面色苍白，甚至晕倒，这就是晕刀现象。因此，在修治进行中要随时询问患者情况，及时发现异常现象，如发生了晕刀，则要立即处理。告诉患者不要害怕并将患者扶着躺下取平卧、头低位，医生两手拇指紧压在患者双侧合谷穴上，直至患者面色由苍白转为红润和脉搏跳动有力，必要时可给患者喝一些温开水，一般约5分钟左右即可恢复正常。

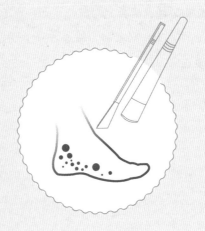

3

临床篇

第一节　跖疣

一、定义

　　跖疣是发生在足底部的寻常疣。由人类乳头瘤病毒感染引起，可以通过皮肤的微小破损自身接种传染，从而越来越多。属中医学"疣目""千日疮""枯筋箭""牛程蹇"等范畴。（图1~图4）

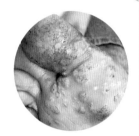

图1　跖疣a

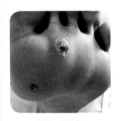

图2　跖疣b

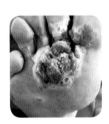

图3　跖疣c

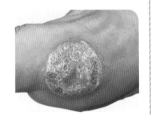

图4　跖疣d

二、病因病机

　　中医学认为跖疣的发生多因肝失荣养，失其藏血功能，不得荣于外候，则筋气外发；局部气血失和，腠理不密，湿毒乘虚入侵，湿与毒结，日久化热，蕴结肌肤，气血凝滞，经脉阻塞，发为本病，其本为肝失荣养，其标为气血凝滞，湿毒结聚。湿毒结聚，蕴于肌肤而成丘疹、结节；局部气血凝滞，经脉阻塞，不通则痛；湿性重浊、黏滞，则本病缠绵难愈，易于复发。

三、诊断要点

1 皮损初起为小的丘疹，逐渐增大，表面粗糙角化，灰黄或污灰色，圆形，中央稍凹，周围绕以增厚的角质环，因足底受压，皮损常不高出皮面，除去角质层后可见疏松的白色乳状角质物，边缘可见散在小的黑色出血点，数目从一个至数十个不等。

2 好发于足跖前后受压处及趾部。

3 有明显的压痛，用手挤压则疼痛加剧。

四、辨证论治

血燥证

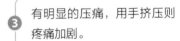

证候 足底或趾间赘疣隆起，表面粗糙，状如莲须，触碰压痛明显，局部皮肤干燥皲裂，舌淡红或有瘀点，苔薄白，脉弦。

治则 养血润燥。

操作要点 根据皮损部位，嘱患者取卧位或坐位，充分暴露皮损区域，局部消毒，用片刀削去淡颜色角质增厚块，不宜太深，以免损伤真皮乳头层引起出血。以胶布保护正常皮肤，以鸡眼散局部封包，1周后揭去，若疣体仍未消失，则再予重复以上治疗。

疗程 每周1次，一般3～5次/疗程，或直至疣体完全消退。

对于多发性跖疣可酌情配合中药口服或（和）艾灸治疗，

推荐方药：桃红四物汤加减。桃仁、红花、当归、白芍、川芎、灵磁石、煅龙骨、煅牡蛎、忍冬藤、郁金、赤芍等。

艾灸操作方法：①雀啄灸，一般15～20分钟，艾条与疣体距离以患者自觉表皮不烫、能耐受为度，灸疗得气以局部可见粉红色圆点，其穴位周围或循经有酸、麻、痒、蚁行感为标准。一般使用2个月，也可延长疗程。②直接灸法：用艾炷着疣上灸之，每日1次，每次三壮，至脱落为止。

湿热证

证候 去除表面角化层后见疣体结节疏松，色灰或褐，大小不一，高出皮肤，多伴有脚湿气，皮下水疱，浸渍，糜烂，渗流滋水，舌暗红，苔薄，脉细。

治则 清热除湿。

操作要点 根据皮损部位，嘱患者取卧位或坐位，充分暴露皮损区域，局部消毒，用片刀削去淡颜色角质增厚块，不宜太深，以免损伤真皮乳头层引起出血。以胶布保护正常皮肤，以75%鸡眼散局部封包，1周后揭去，若疣体仍未消失，则再予重复以上治疗。

疗程 每周1次，一般3～5次/疗程，或直至疣体完全消退。

对于多发性跖疣可酌情配合中药口服或艾灸治疗。

推荐方药：萆薢化毒汤加减。萆薢、牛膝、木瓜、防己、丹皮、马齿苋、薏苡仁、紫草、败酱草、大青叶、冬瓜仁等。

艾灸操作方法：①雀啄灸，一般15～20分钟，艾条与疣体距离以患者自觉表皮不烫、能耐受为度，灸疗得气以局部可见粉红色圆点，其穴位周围或循经有酸、麻、痒、蚁行感为标准。一般使用2个月，也可延长疗程。②直接灸法：用艾炷着疣上灸之，每日1次，每次三壮，至脱落为止。

对于部分难治性跖疣，我们也积累了一定的经验，取得了一定的效果，如我们开展了补骨脂酊联合温热疗法治疗跖疣，方法是先用修脚刀修去增生的角质，再外涂30%补骨脂酊，1小时后用远红外温热治疗仪距疣体10cm处局部照射30分钟，每周治疗2次。而对于多种治疗方法效果均不好的患者，我们采用5-氨基酮戊酸光动力治疗。具体方法是常规消毒后，用片刀削去局部增生的疣体，如有出血用棉球压迫止血，并取医用胶布（在中心部位剪出比疣体略大的圆洞），贴于患处，自制75%水杨酸粉，用生理盐水调成糊状，敷于圆洞处，然后用一块更大的胶布固定包扎。1周后复诊，去除胶布，用片刀削去已经被药物腐蚀的乳白色疣体，将5-氨基酮戊酸溶液滴于棉球上，使展开的棉球能完全覆盖皮损，外用塑料薄膜封闭包扎3小时后，给予红光照射，光纤头距离皮损约10cm，照射时间30分钟，使其能量密度达到100MJ/

cm^2。2周后，若脱落则停止治疗，如未全部脱落则重复1~3次。对于治疗困难，经济条件不错的患者是一个很好的补充治疗手段。

五、按语

跖疣是长在足跖部位的寻常疣，因足底受压，常常引起挤压痛，严重影响患者行走，目前尚无根治跖疣的方法。治疗方法主要以局部治疗，去除外生疣体为主，但不能有效防止复发，中医药通过辨证论治调节患者的气血阴阳脏腑功能，改善机体的免疫状况，消除处于亚临床感染的HPV，防止跖疣的复发。目前治疗上主张能够单纯外治的，不主张系统用药治疗；对于单发或数目较少者可外治治疗；如果是多发或融合面积较大的疣体，还是应采取综合疗法为宜；能够无创治疗的，不建议有创治疗。目前冷冻和激光治疗是最常用的有创治疗方法，因其治疗迅速、简便易行，但是易形成水疱、血疱、溃疡、瘢痕、感染等。中医治疗首选中医特色外治疗法，必要时根据辨证分型进行系统治疗，尽量选择简、便、验的方药。足部皮肤病修治疗法作为一种传统的中医治疗手段，在足部皮肤病的治疗中发挥着重要的作用，对于大部分跖疣患者，通过修治配合鸡眼散封包治疗，可以起到很好的治疗效果。对于部分难治性跖疣可以在修治治疗的基础上配合艾灸、中药口服、免疫调节剂等综合疗法。

六、注意事项

- 在切开角质层增厚边缘部分时，应平行稍倾斜方向进刀，避免垂直进刀，以免开始时就损伤正常组织，从而引起疼痛和出血。对于跖疣修治更不宜太深，引起出血较难止血。

- 去除病变组织时，尽量不要残留，否则易于复发。

- 外敷鸡眼散时，敷药范围必须较病变部位大些，如跖疣虽然底面小，但向内嵌入真皮部分大，太小会有残留，否则治疗不彻底，易引起复发。

- 注意消毒及包扎，以免继发感染。

第二节　肉刺（鸡眼）

一、定义

　　肉刺是足部皮肤长期受挤压或摩擦而致的角质增生物，皮损淡黄色或深黄色，根陷肉里，顶起硬凸，中褐边淡，形似鸡的眼珠，故名。本病好发于跖部或趾侧，多见于穿着紧窄鞋靴，长期行路或足部畸形者。属中医学"肉刺"范畴。相当于西医的鸡眼。（图5）

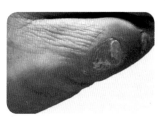

图5　肉刺（鸡眼）

二、病因病机

本病多因穿着紧窄鞋靴长期站立或远行，或足骨高突，使局部长时间受压或摩擦而致气血运行不畅，瘀阻日久，皮肤失养而成。

三、诊断要点

1 好发于跖部或趾侧，多见于穿着紧窄鞋靴、长期行走或站立，或足部畸形者。

2 皮损为界限清晰的淡黄色、深黄色圆形、椭圆形角化过度，绿豆至蚕豆大，平于皮面或略高于皮面，表面光滑有皮纹，质坚实，削去外层则可见到致密的核心向下楔入真皮，恰似倒置的圆锥。

3 局部受压时可引起明显的疼痛，甚至呈切割样、顶撞样锐痛。

4 发生于两趾间的损害由于汗浸渍，表面变软呈白色，故又称软鸡眼；而发生在趾背、趾侧的损害表面角化明显的称硬鸡眼；在有骨刺的部位常出现顽固性鸡眼。

四、辨证论治

血虚风燥型

 鸡眼表面呈圆锥形硬结，颜色为灰黄色或蜡黄色，部分表面粗糙，压之疼痛，患者舌苔薄白，脉细，常见于老年人、角化过度患者。

 养血润燥，行气活血，软坚散结。

处方 桃红四物汤加减外用。

药物 桃仁9g、红花9g、当归12g、熟地30g、川芎12g、白芍15g、皂角刺10g、莪术9g，待水煎液温热后泡足。

疗程 每日治疗1次，2周/疗程。
配合修治及"鸡眼散"封包。

湿热毒聚型

证候 鸡眼结块，四周稍红，略肿压痛，舌红苔薄，脉微数。

治则 清热利湿，行气活血，软坚散结。

处方 自拟足疗1号方加减外用。

药物 木贼草10g、大青叶10g、土茯苓15g、桃仁9g、红花9g、皂角刺10g、莪术9g，待水煎液温热后泡足。

疗程 每日治疗1次，2周/疗程。
配合修治及"鸡眼散"封包。

五、按语

肉刺，西医称之为鸡眼，均与长期机械刺激（如压迫和摩擦）引起的角质过度增生有关，往往伴有疼痛，影响行走。老年、糖尿病或足部畸形患者常见，易反复发作。治疗上应去除诱因，尽量避免摩擦和挤压。鞋应适足，足若有畸形应矫正。治疗方法主要有鸡眼膏、50%水杨酸软膏外用，或手术切除，或采用激光、冷冻等方法。但疾病仍易反复发作，且手术、激光及冷冻等方法存在疼痛明显、瘢痕生成等局限性。我科长期采用修治后配合以水杨酸粉为主要成分的"鸡眼散"封包，再配合足疗1号粉泡足治疗，效果良好。通过修治后，去除增厚的角质层，使得"鸡眼散"更好药达病所。"鸡眼散"能够高效的腐蚀鸡眼角质栓，达到根除鸡眼的治疗目的。同时配合行气活血，清热利湿的足疗1号粉，通经活络，足部皮肤得以气血津液濡养，改善局部血液循环，减少鸡眼等物理性疾病的复发。此外，目前市面上有出售的鸡眼垫、鞋垫等，通过使用也可减少鸡眼的复发及疼痛程度。

六、注意事项

- 使用修治疗法治疗时，忌过深。
- 保持局部清洁，防止继发感染。
- 药物封包后局部会出现疼痛等不适反应，若疼痛剧烈，可予止痛药物对症处理。
- 本病诊治中注意病情变化，严重高血压、冠心病患者慎用。孕妇忌用。

第三节　胼胝

一、定义

> 胼胝是由于长期摩擦受压引起的角质增生性损害。其好发于手掌足跖。中医称为"胼胝"或"脚垫"。（图6~图7）
>
> 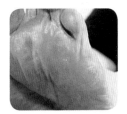　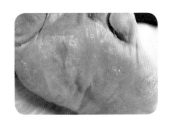
>
> 　　图6　胼胝a　　　　　　　　　　图7　胼胝b

二、病因病机

　　本病多由畸形足的异常步态、不合适的靴鞋使局部长期受摩擦和挤压，气血运行受阻，肌肤失养而成。好发于足底部。体力劳动者多发于手掌掌面、指和指间关节的近侧。也可见于神经质儿童，因咬指癖而使指端或手背处发生胼胝。

三、诊断要点

根据发生在掌跖呈角质增生性损害不难诊断。

① 好发于掌跖受压迫和摩擦处，表现为界限不清楚的黄色或蜡黄色半透明增厚的角质性斑块，扁平或稍隆起，表面光滑，质地坚实。

② 一般起病慢，多无自觉症状，严重者可有压痛等症状。

四、辨证论治

胼胝一般不需内服药物治疗，以外治法为主。

气滞血瘀型

证候 足底最前端黄色扁平斑块，局部肌肤麻木不仁。舌质红或暗红，苔薄，脉弦涩。

治则 行气活血，祛瘀止痛。

操作要点 威灵仙50g、红花30g、透骨草30g、鸡血藤30g、海桐皮30g，待水煎液温热后泡患处。

疗程 每日治疗1次，2周/疗程。
可酌情配合修治疗法。

痰浊阻滞型

证候 足底最前端黄色扁平斑块，局部皮肤粗糙、干燥，有时可伴见积块。神疲嗜卧，纳呆便溏，舌质淡，苔厚腻，脉滑。

治则 除湿化痰，理气健脾。

操作要点 白术30g、黄芪50g、陈皮30g、红花30g、透骨草30g、鸡血藤30g，待水煎液温热后泡患处。

疗程 每日治疗1次，2周/疗程。
可酌情配合修治疗法。

五、修治疗法

常规消毒，削去表面角质层，取一小块胶布，中间剪一圆洞，贴于患处，以水杨酸粉局部封包，用胶布包扎固定，1周后揭去，如皮损仍未消失，则再予重复以上治疗，每周换药1次。

六、按语

胼胝，西医亦称之为胼胝，是由于长期摩擦受压引起的角质增生性损害，好发于掌趾受压迫和摩擦处，表现为黄色或蜡黄色增厚的角质性斑块，扁平或稍隆起，中央较厚边缘薄，质地坚实，边界不清，表面光滑且皮纹清晰。局部汗液分泌减少，感觉迟钝，多无自觉症状，严重者偶有疼痛。中医外治特色疗法足部皮肤病修治疗法，具有见效快，能迅速缓解疼痛症状，操作层面清楚，不易产生局部瘢痕，操作器械简单，疗效肯定等优点。根据皮损特点，修治前后可联合中药外洗或其他局部治疗方法，疗效更优。治疗后应尽量避免摩擦和挤压，鞋应适足，足若有畸形应矫正。

七、注意事项

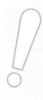

- 使用足部皮肤病修治疗法治疗时，忌过深。
- 保持局部清洁，防止继发感染。
- 本病诊治中注意病情变化，严重高血压、冠心病患者慎用。孕妇忌用。

第四节　甲沟炎、嵌甲

一、定义

甲沟炎是指（趾）甲两旁甲沟组织由于各种因素导致细菌通过甲旁皮肤的微小破损侵袭至皮下并发生繁殖而引起的炎症性疾病，古代文献称之为"代指""蛇眼疔""脱甲疳"等。（图8）

嵌甲是指甲板长入甲皱襞深处，嵌入甲沟，引起指趾疼痛、肿胀、化脓等症状的一种疾病，古代文献称之为"甲疽""嵌爪""甲疽疮"等。

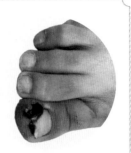

图8 嵌甲、甲沟炎 ▶

二、病因病机

甲沟炎

本病多因脏腑蕴热，火毒结聚，热毒炽盛，毒热循经而流注，致使气机涩滞不通，结脓而成。此外，触摸不洁之物，或被竹木、鱼骨等刺伤，外染毒邪，留于皮肉经络，亦可致病。

嵌甲

本病多因趾（指）甲过长，失于修剪，嵌入肉里，或因修剪之时，不慎伤及甲旁皮肉，或因靴鞋狭窄，久受研损，致局部气血阻遏，复感风邪，是以患生本病。日久则毒染溃烂，甚之爪甲脱落。

三、诊断要点

1. 甲沟炎

1 甲板周围皮肉焮肿，继而肿势蔓延，甲边积脓，绕指俱肿，行如半枣，色赤胖肿。

2 或沿爪甲边缘积脓，日久指（趾）甲脱落。

3 自觉剧疼不适。

4 部分伴有发热、头痛、食少、大便干燥等全身症状。

2. 嵌甲

1 本病常见，调查人群患病率为7.6%。

2 病变多生于足大趾内侧。

3 初起时甲旁肿胀不甚，甲向内嵌；继而破烂，胬肉高突，如不去除嵌甲，可拖延较久不愈。

4 毒染后则化脓腐溃，红肿疼痛，步行艰难，并可发生臀核和红丝疗等合并症。

四、辨证论治

1. 甲沟炎

热毒炽盛

 证候 初起甲旁焮红，肿如红枣，后甲下或甲旁积脓，其色黄绿，跳痛不已，脓出不畅，或皮厚不溃；伴有发热、口渴，痛难入睡，大便秘结，小溲短赤。舌质红，苔薄黄或黄，脉洪数。

 治则 清热解毒，宣泄毒邪。

 操作要点 （1）如患甲处红肿未溃，嘱患者取坐位或卧位，充分暴露患甲，常规消毒后，剪除嵌入病甲后，予激光照射12分钟后，患处均匀外涂清凉膏，后纱布封包，每日换药1次。

（2）如甲下积脓，排脓不出时，嘱患者取坐位或卧位，充分暴露患甲，将患甲处常规碘伏消毒，操作者左手用纱布叠片将患指（趾）固定，右手中指固定患趾外侧，拇指与食指持轻刀（经严格消毒），由病甲侧甲板游离缘轻挑作弧形切口分离至甲根部，尽可能保留甲体，后持止血钳夹牢分离出的病甲根部，快速拔出，修去外侧病甲部分，清除脓液，用双氧水稍作清洗后，彻底清理残甲，然后修理干净根部和边缘的毛刺后，在患处用呋喃西林纱布湿敷，这样既可消除炎症，又可软化皮肤。

疗程 5～7天/疗程。

可酌情配合激光照射治疗。

2. 嵌甲

治疗可参考甲沟炎治疗操作步骤。

五、按语

甲沟炎，中医称之为代指，病名出自《诸病源候论》，又称代甲、糟指等；《证治准绳·疡科》说："代指者，先肿焮热痛，色不暗，缘爪甲边结脓，剧者爪皆脱落。"根据中医理论，甲沟炎的发生、发展、变化的整个过程中都贯穿着瘀血、毒邪的存在，梁勇才认为，甲沟炎乃素体秉赋不耐，外感湿热毒邪，邪热壅聚，阻滞经络，毒热不得外泄郁于肌肤而致本病。治宜清热凉血、泻火解毒。因此治疗以清热去湿、解毒、活血生肌为主。中医外治特色疗法：清凉膏外敷，清凉膏主要成分为黄连、黄柏、黄芪、生甘草、薄荷等，有清热解毒，凉血止痛，活血化瘀之功。我们认为，局部压迫可能是嵌甲发生病理的主要原因，炎症只是其结果，损伤则加速其病理改变进程。因此解除甲沟压迫的有效容积，才能从根本上避免其发生。故保守治疗效果不佳、脓排不畅或反复发作时，多采用外科排脓、拔甲治疗。

嵌甲，中医称之为"甲疽"，《外科启玄》："嵌甲非甲疽，非气血不和而生，乃因靴鞋短窄，故甲内长瘀肉，时时流水，痛不能忍，百治不愈。庸医误认指疔，上药罔效，须令修脚人修去肉甲，再上生肌散，自愈。"故治则同甲沟炎，治以清热解毒、活血化瘀。另需妥善修甲，将甲缘或甲板部分切除，对预防、治疗、预后都较重要。

六、注意事项

1. 甲沟炎

- 治疗期间，应将患肢抬高，可减轻疼痛。
- 予拔甲处理后，应及时换药，必要时抗感染治疗。
- 忌食辛辣、酒酪、肥甘油腻。

2. 嵌甲

- 发现指（趾）甲弯曲向内生长时，应尽早剪除。
- 疾病发生于趾甲处时，应减少行走、站立，睡卧时抬高患肢。
- 选择鞋靴时，应大小合适，避免紧小；另需积极防治甲癣及继发细菌感染。

扫码观看视频